AF332002

PRÉSERVATIF

DU

CHOLÉRA ÉPIDÉMIQUE

CONSEILLÉ AUX PERSONNES BIEN PORTANTES NON ENCORE ATTEINTES DU FLÉAU,
NI MÊME DE LA CHOLÉRINE, ET QUI PRÉFÈRENT SE SERVIR D'UN
MOYEN, D'AILLEURS RATIONNEL ET INOFFENSIF, DE S'EN
GARANTIR, QUE DE COURIR LA CHANCE DE LE SUBIR
AVEC SES TERRIBLES CONSÉQUENCES.

Je n'examinerai pas, dans cet écrit, si la médecine a des remèdes certains contre le Choléra *confirmé*, et je laisse à chacun son opinion à cet égard. Je parle pour mon compte, et pense, seulement, qu'il vaut encore mieux prévenir cette affreuse maladie que de s'exposer à en être atteint et à subir un traitement qui n'est pas toujours efficace : traitement auquel on doit nécessairement avoir recours si la maladie se déclare.

Je ne crois pas, en cela, empiéter sur l'honorable profession de médecin qui rend de si grands services à l'homme souffrant ; c'est une simple précaution préventive que je recommande aux personnes qui redoutent tellement d'être surprises par le fléau, que leur moral peut en être affecté. Témoin l'expérience tentée sur deux forçats, dont l'un fut piqué au bras par un médecin, en guise de saignée de laquelle on faisait couler de l'eau tiède, et qui mourut en croyant qu'il perdait tout son sang ; et l'autre que l'on fit coucher dans un lit où, lui dit-on, était mort un *cholérique*, et qui mourut bientôt, se croyant atteint du Choléra.

On voit, par cette double expérience, combien la découverte d'un préservatif du fléau peut agir sur les personnes bien portantes qui   useront.

Je déclare de nouveau que je ne suis pas médecin, et qu'en proposant ce préservatif, je ne crois pas et je n'ai pas l'intention d'empiéter sur cette honorable et salutaire profession. C'est une simple précaution que je conseille à mon voisin, comme de porter un *manteau en caoutchouc* quand il pleut et que le temps est trop humide, ou un *gilet de flanelle* quand il fait chaud et qu'on peut craindre une sueur rentrée ; le tout afin d'éviter une fluxion de poitrine. Cela n'empêche pas d'avoir recours au médecin, si la maladie arrive. Jusque-là, chacun se précautionne comme il peut contre le fléau, mais la médecine ne perd rien de ses attributions.

J'ai dit, dans mon dernier Mémoire sur les causes probables du Choléra, que ce fléau me paraissait être dû à une perturbation de l'équilibre établi, par la puissance créatrice, entre les divers éléments qui constituent la vitalité ; et j'ai désigné, comme causes de cette perturbation, les émanations volcaniques équatoriales : seules contrées où le Choléra prend naissance, et auxquelles j'attribuais la diminution d'électricité que je supposais être la cause du fléau : en cela je n'avais pas tout-à-fait tort, au point de vue de l'auteur du livre dont je vais faire mention ; comme on le verra page 5 ci-après.

Ce premier échec m'a porté à rechercher avec plus de soin, puisqu'on paraissait ne tenir aucun compte de mon opinion sur ce point, quel pouvait être, dans cette perturbation meurtrière, l'élément éliminé de l'admirable combinaison arrêtée par l'esprit créateur de l'univers, pour l'entretien de la VITALITÉ HUMAINE.

C'était, de ma part, chercher à réaliser l'idée émise dans les premiers temps du Choléra, par le célèbre physiologiste Magendie (dont la science déplore la perte récente), s'exprimant ainsi dès les premiers jours du Choléra : « Il faudrait, pour le guérir, rétablir « le sang dans ses conditions *physiologiques* ou *normales* : » conditions qu'on ne connaissait pas alors, qu'on ne connaît encore qu'imparfaitement et que je crois avoir le bonheur de pouvoir signaler,

(3)

grâce à l'ouvrage éminent fondé sur des expériences positives dont je vais parler tout à l'heure.

Le hasard ou plutôt la Providence, a voulu sans doute, dans cette circonstance, récompenser la persévérance que je mets depuis 1832 à cette recherche importante, dans le seul intérêt de l'humanité, à mes frais et aux dépens de ma santé qui demanderait un repos absolu.

La providence, dis-je, m'a inspiré l'idée d'ouvrir un livre qui se trouvait sous ma main, lequel commence et finit par ces mots :

« Tout porte à croire que le FER est indispensable à l'ENTRETIEN « DE NOTRE EXISTENCE. En effet, les GLOBULES du SANG ne *peuvent se* « *former sans ce métal;* or, chez l'HOMME et les ANIMAUX *supérieurs,* « PAS DE GLOBULES DU SANG, PAS *de* VIE.

Ce fut pour moi un trait de lumière et je me mis aussitôt à parcourir avec avidité ce beau travail de l'esprit humain (1) qui n'a pas, il est vrai, eu en vue le Choléra, mais dans lequel j'ai trouvé des exemples de maladies mortelles, dues à un *appauvrissement* du *sang* ou ANÉMIE, et guéries par la même substance dont je venais d'apprendre les propriétés salutaires.

Je n'ai, en cela, d'autre mérite que d'être le PREMIER à proposer L'APPLICATION DU FER, reconnue par l'art médical et l'expérience, d'une grande efficacité dans des maladies qui offrent quelque connexité avec le Choléra : telles que la *chlorose,* l'*épidémie des mineurs d'Anzin, de Fresnes, du Vieux-Condé,* près Valenciennes, en France, et *de Schemnitz* en Hongrie, dont l'auteur du livre dont je viens de parler rend compte en ces termes :

« Les ouvriers, dit ce savant, étaient atteints par centaines, d'une

______

(1) L'auteur de ce livre éminent ayant pour titre : *Mémoire sur l'action physiologique et thérapeutique des ferrugineux,* est de M. T.-A. Quevenne, pharmacien en chef de la Charité à Paris : Mémoire riche en science, en logique, en expériences et surtout en citations nombreuses d'auteurs anciens et modernes qui ont écrit sur l'application du fer à la conservation de la santé. Ce mémoire a été chaleureusement recommandé par M. le docteur Rayer auprès de l'Académie des sciences, dans sa séance du 15 janvier 1855, pour le concours au prix Monthyon ; et cette recommandation d'un des plus savants praticiens de notre époque est d'un grand poids dans la circonstance.

« maladie dont on ne connaissait pas la cause, et qui, peu à peu, les
« faisait dépérir et finissait par amener la mort. On avait essayé sans
« succès le quinquina, le camphre, l'opium, les purgatifs, le vin, la
« diète analeptique, etc. (Voy. page 8 la cause présumée de cette
maladie).

« Enfin, un des quatre malades envoyés à la société de l'école
« de médecine de Paris, étant venu à succomber, une chose
« frappa à l'autopsie : c'était l'état de *décoloration* des parois du
« cœur, la pâleur du *peu de sang* qui s'y trouvait; ce fut, pour
« Hallé, un trait de lumière. Il pensa que la cause de la maladie
« pouvait tenir à un APPAUVRISSEMENT DU SANG OU ANÉMIE, et il or-
« donna le FER aux trois malades restants. Au bout de huit jours, il
« y avait une amélioration marquée, et bientôt ces malades purent
« quitter Paris dans un état de santé très satisfaisant et qui présa-
« geait une guérison complète.

« Conséquemment, les médecins d'Anzin soumirent les malades
« qui restaient (au nombre de plus de deux cents), au traitement
« qui avait eu d'aussi heureux résultats à Paris, et réussirent alors
« très bien à les guérir.

« Une circonstance analogue s'était présentée parmi les ouvriers
« des mines de *Schemnitz,* en Hongrie.

« Chez ces hommes, qui étaient atteints en grand nombre (Hof-
« finger en vit plus de *onze cents* dans un espace de sept ans), il y
« avait pareillement *appauvrissement du sang ;* mais, comme dans
« le cas que nous venons de citer, on ne reconnut pas tout d'abord
« la nature de la maladie, on la regarda comme incurable jusqu'au
« moment où Hoffinger l'eut traitée avec succès par le *fer.* »

De nos jours, les ferrugineux n'ont point déchu dans l'opinion
des médecins.

Comme on va le voir, je ne m'étais pas éloigné de la vérité, en
attribuant le fléau à une diminution de l'électricité normale de l'air
ambiant, occasionnée par les émanations volcaniques de vapeurs pro-
venant du limon que j'appelais *préadamique,* non encore vivifié par

(5)

la création : électricité que rend à notre économie le fer adminis-
tré comme préservatif du Choléra. Voici, en effet, ce que dit
M. Quevenne, l'auteur du livre qui m'a mis sur la voie de l'antidote
du Choléra, à la page 210 de cet ouvrage :

« Une influence *électrique* ne se développe-t-elle pas dans cette
« circonstance, par suite du contact de cette *poudre de fer* très
« divisée, avec les tissus organiques : contact qui se fait au milieu
« d'un liquide acide ? Cela ne me paraît pas douteux ; il doit y avoir
« là, en même temps, influence voltaïque et action chimique.
« Puis, par le fait de cette action chimique, le développement de
« *l'électricité* s'accroît, et celle-ci favorise à son tour le phéno-
« mène chimique ; en sorte que l'électricité est là tour à tour *cause*
« et *effet.* »

Cette doctrine que j'ai professée depuis 1832 et dont on s'est
tant moqué chaque fois que j'ai voulu la reproduire, doit cepen-
dant acquérir de l'importance par l'explication rationnelle qu'en
donnent les auteurs cités pages 158 à 163 de ce même livre.

Enfin, ces propriétés du fer sont reconnues par les savants praticiens de la science médicale, savoir :

MM. les docteurs *Prévost* et *Dumas*, *Denis*, *Le Canu*, *Andral*,
Gavarret, *Delafond*, *Becquerel* et *Rodier*, *Bouillaud*, *Bouchardat*,
Grisolle, *Trousseau* et *Pidoux*, *Gintrac*, *Désormeaux*, *Blache*, *Dela-
berge* et *Monneret*, *Piorry*, *Valleix*, *Costes* (de Bordeaux), et de
bien d'autres auteurs anciens ou modernes qui ont écrit sur cette
matière ; mais la liste en serait trop longue, et je terminerai par les
lignes suivantes empruntées au docteur *Requin*, mort récemment :

« Les ferrugineux, écrivait-il, sont le type le plus *vrai*, le plus
incontestable, le plus *éminemment utile* de la médication corroborante. »
(*Eléments de pathologie médicale*, tome 1er, page 311.)

« Ils sont par excellence les médicaments anti-anémiques.

« Le fer ! le fer ! voilà, en fait de médication *corroborante*,
« l'agent le plus *héroïque*, le plus *merveilleux*. Nul doute, désor-
« mais, que ce métal n'ait la puissance de venir directement en
« aide à l'*hématose*, et de rendre le sang plus riche. »

« ..... Le fer ! le fer ! nos devanciers avaient fort bien reconnu,
« par la voie empirique, les admirables vertus de ce métal.
« Éclipsé et abandonné, au grand détriment des malades, le fer
« reprend aujourd'hui ses droits dans la pratique ; il doit y tenir
« assurément une grande place. »

Résumé du Mémoire de M. Quevenne.

« Dans les conditions ordinaires et l'état de santé, l'homme
trouve assez de fer dans les aliments dont il fait usage, pour entre-
tenir le sang suffisamment riche.

« Dans d'autres circonstances, le fer naturellement contenu dans
les aliments devient *insuffisant* pour l'entretien de la richesse du
sang ; *celui-ci s'appauvrit en globules*, il y a maladie ; il faut alors
recourir à l'usage des ferrugineux.

« Le rôle du fer, une fois celui-ci fixé dans le globule sanguin,
paraît être de servir de moyen de transmission *à l'oxigène du sang*
pour le porter sur la matière organique, de faciliter ainsi les *com-
bustions* et les *métamorphoses* qui s'opèrent dans les profondeurs de
l'économie, et de contribuer, par ce fait même, à l'entretien de la
CHALEUR ANIMALE. (Doctrine de *Liébig*, approuvée par *Berzelius*, insé-
rée pages 159 à 163, et 170 à 173).

« Par la même raison d'analogie entre l'action du fer et celle des
aliments, on est conduit à faire prendre le premier *au moment du
repas*.

« Parmi les préparations ferrugineuses essayées, celle qui intro-
duit le plus de fer à l'état de dissolution dans le suc gastrique, pour
un poids donné, est LE FER RÉDUIT par l'hydrogène (1).

Par suite de ce qui précède, j'ai fait composer par M. Bujeard,

---

(1) Nous engageons nos lecteurs à lire l'article ANÉMIE, de la nouvelle édition du *Dictionnaire
de médecine* de Nystens, qui définit ainsi cette maladie « non une *diminution de la masse du
sang*, mais un *abaissement des globules* de ce liquide à un *nombre proportionnel* plus ou
moins *inférieur* à leur nombre *normal*, dont MM. Andral et Gavarret déterminent la MOYENNE. »
Cet article fait également mention de l'anémie des *mineurs* d'Anzin.

pharmacien distingué de notre ville et bien capable de me donner de sages conseils, un Préservatif du Choléra pour mon usage, celui de ma famille et de mes amis ; j'en publie la formule pour les personnes qui voudront l'essayer.

Formule du Préservatif.

Il se compose de pastilles. Le chocolat en est le véhicule, et chaque pastille contient :

Cinq centigrammes de *fer réduit* par l'hydrogène ;

Un centigramme poudre de *Ratanhia* (écorce rouge) ;

Un demi-centigramme de BENJOIN.

J'ai choisi, pour faire avorter la diarrhée, par laquelle commence le Choléra, un astringent *végétal*, de peur que le *colcothar* ne neutralisât l'effet du fer réduit, et ne fût à son tour neutralisé par ce dernier.

J'ai ajouté du *benjoin*, d'abord parce qu'il parfume agréablement la pastille, et ensuite par application de cet antique adage : « La « providence place toujours le remède à côté du mal. » Or, le *benjoin* ne croît que dans les îles volcaniques de l'Inde : Sumatra, Java et autres où naît le Choléra *d'Asie;* et dans la Colombie qui abonde en volcans, et d'où part le Choléra *d'Amérique;* car je persiste à nier que les émanations du Gange, quelque volumineuses qu'elles soient, puissent infecter L'ASIE, L'EUROPE et surtout L'AMÉRIQUE !!!

Usage de ce Préservatif.

On doit commencer l'usage de ces pastilles lorsque l'on apprend que le fléau s'approche et jusqu'à ce qu'il soit éloigné du lieu qu'on habite.

On ne prendra qu'*une seule* pastille par jour ; les personnes d'une constitution par trop débile, comme les chlorotiques, etc., consulteront le médecin pour savoir si elles en prendront une autre à leur dîner ; la composition et le dosage de chacune de ces pastilles sont indiquées dans la formule ci-dessus.

La meilleure manière de les prendre pour qu'elles soient effi-
caces, c'est d'en faire usage à *déjeûner*. On les fait fondre dans la
bouche pour profiter de leur bon goût et de leur arôme, et on
en avale le jus avec la première cuillerée d'une soupe au *bouillon de
viande*, ou, à défaut, *avec du pain et du lait*, et mieux encore avec
du *chocolat au lait*. (Voyez *Traité des Ferrugineux*, par M. Quevenne,
pages 46, 47 et 223, inséré dans les *Archives physiologiques et thé-
rapeutiques* de M. Bouchardat, octobre 1854, n° 2).

Et comme l'invasion cholérique *(infirmitates pessimas* de la
Vulgate, traduction de la Bible) a été prévue et annoncée, il y a
plus de deux mille ans, au nom de la Divinité, pour le cas où les
peuples transgresseraient la loi divine et la morale qui en fait la
base, je recommande à ceux qui feront usage de ces pastilles de
les prendre avec l'intention formelle d'un RETOUR SINCÈRE à cette loi.

Je dis SINCÈRE parce qu'on ne trompe pas Dieu, et que ce serait
détruire l'influence de ce Préservatif que de l'accompagner d'un
mensonge. (Voyez DEUTÉRONOME, chap. 28, v. 22, 58 et 59).

L'article 22 du même chapitre indique précisément le moyen
dont Dieu se sert pour réaliser ses menaces. « Le Seigneur,
dit cet article, te frappera par la CORRUPTION DE L'AIR. » Or, cela ne
veut-il pas dire que Dieu troublera l'équilibre des éléments qui
constituent cet agent divin de la VITALITÉ ? C'est le cas de dire,
comme cet orateur célèbre : EST-CE CLAIR !!! N'est-ce pas précisément la doctrine que je professe depuis 1832 et que je renouvelle
dans cet écrit ?

Observations diverses.

1° L'anémie des mineurs d'Anzin et de Schemnitz me paraît pro-
venir de ce que l'air qu'ils respiraient devait, alors que l'on ne pra-
tiquait pas une ventilation protectrice, être chargé d'acide carbo-
nique dans les profondeurs de ces terrains *houillers*, air qui dis-
pose à l'asphyxie.

2° On veut faire revivre un ancien système abandonné : celui des
animalcules sortis des marais du Gange...... J'ai prouvé dans mon

précédent Mémoire *(Concours au prix Bréant)* la vanité de ce système. D'ailleurs il en résulterait que tous les ans nous aurions le Choléra à la même époque; que, d'ailleurs, ces animalcules devraient se disperser dans toutes les directions, tandis qu'ils suivent constamment la même : celle du pôle magnétique, soit le Choléra d'Asie, soit celui d'Amérique, bien qu'il n'y ait pas de marais perchés sur les Cordilières. Dans tous les cas ces animalcules obéiraient à une volonté intelligente : celle que j'ai signalée au point de vue religieux.

3° Tout concourt, d'ailleurs, à établir l'efficacité de mon Préservatif, même les médecins consciencieux, tels, par exemple, que les auteurs du *Nouveau Dictionnaire de Nystens*, où nous avons vu les articles Choléra, anémie; et voici ce que l'on trouve au mot ferrugineux de ce dictionnaire :

« Les ferrugineux sont employés comme *toniques* et légèrement
« *astringents;* ils conviennent particulièrement aux individus
« épuisés par de longues maladies ou par des évacuations excessives,
« lorsqu'il n'existe plus d'irritations dans les viscères abdominaux,
« mais seulement un *état de débilité* avec pâleur des tissus et déco-
« loration de la peau; on les emploie avec succès contre la chlo-
« rose; » et cette doctrine est approuvée par les nombreuses sommités médicales que nous avons signalées page 5 de cet écrit.

4° Enfin, j'avais proposé, à qui de droit, de faire faire sur une petite échelle, l'expérience de ce préservatif et successivement de tous les autres, avant de les rendre publics; ma demande était fondée sur ce que, dans une matière aussi controversée que la nature et le mode de traitement du Choléra, on ne devait pas hésiter à recourir à l'application de cette règle formulée par moi, comme conclusion de tous mes Mémoires sur le fléau :

« L'expérience est une cour souveraine qui juge en dernier res-
« sort tous les systèmes. »

Ma supplique a toujours été rejetée. Nous resterons donc encore sous le poids de la terrible sentence prononcée par le savant praticien dont il va être parlé, tant que cette expérience ne sera pas faite...

Ce praticien distingué était feu M. le docteur Fabre, rédacteur en chef de la *Gazette des Hôpitaux* de Paris, qui, dans le numéro du 18 mars 1854, au feuilleton, colonne de la 2ᵉ page, ligne 27, et dans son livre, *Guide du Praticien en matière de Choléra*, page 132, a porté ce jugement désespérant :

« Le SIÉGE, la CAUSE et la NATURE du Choléra sont pour nous, mé-
« decins, le *quid ignotum*, l'influence divine d'Hippocrate, qu'il
« n'est pas donné à l'homme d'approfondir et qu'il faut laisser le
« soin d'expliquer à son *divin et suprême auteur !* »

Ce DIVIN, SUPRÊME et, j'ajouterai, MISÉRICORDIEUX auteur du Cho-
léra, lisant sans doute dans ma pensée qu'aucun motif intéressé ne me portait à la recherche des causes de ce redoutable fléau, aurait-il voulu soulever pour moi un coin du voile qui cache à l'homme ses mystérieux décrets ?

DIEU aurait-il voulu dans sa miséricorde et par le même moyen, ramener les peuples à la révélation mosaïque que l'incrédulité, sous le nom de *Raison humaine*, cherche à éloigner de nos croyances ?

La loi mosaïque que N. S. JÉSUS-CHRIST est venu *accomplir* et non *détruire* (Evangile selon Saint-Mathieu, chap. 5, verset 17) proclame que, depuis la chûte, il y a division entre le *ciel* et la *terre;* que DIEU est le *maître du ciel* et l'homme le *maître de la terre.* C'est ce que, d'ailleurs, le peuple hébreu traversant la mer Rouge qui lui ouvrait un passage *à pied sec* pour se délivrer de la capti-vité, tandis qu'elle ensevelissait ses ennemis *dans l'abîme de ses eaux* (1), célébrait dans le psaume 113, *In exitu Israël de Ægypto,*

______

(1) L'incrédulité humaine a voulu nier ce miracle du passage de la mer Rouge, par diverses raisons scientifiques qu'il serait trop long de rapporter ici. Nous nous bornerons à cette objection : que les Hébreux ont profité du *reflux* de la mer Rouge pour la passer à sec, et que l'armée de Pharaon la

verset 25 de son cantique d'actions de grâce, en ces termes : *Cœlum cœli domino ; terram autem dedit filiis hominum.* « Le ciel est au *maître du ciel*, lequel a donné la terre aux enfants des hommes. »

Or, l'homme est impuissant à régir la volonté du *maître du ciel ;* il ne peut s'en défendre et doit la subir telle qu'elle soit, et ne peut se la rendre favorable que par la prière et l'observance de la loi morale que l'on appelle *religieuse,* qu'il lui a donnée.

C'est pourquoi la science humaine ne peut faire descendre du ciel une goutte d'eau dont elle a besoin pour faire croître les biens de la terre, ni empêcher une inondation qui détruit ses récoltes.

Aussi doit-il implorer la miséricorde divine lorsqu'un fléau le menace, au lieu de la braver et de la tourner en dérision, comme font les athées.

Issoudun, le 1er novembre 1855.

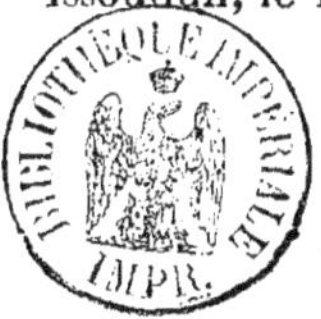

D'AGAR DE BUS,

Chevalier de la Légion-d'Honneur.

---

poursuivant fut prise au dépourvu par le *flux,* et ensevelie dans ses eaux. Or, dans la mer Rouge, comme dans la Méditerranée, il n'y a ni FLUX ni REFLUX...... (Voy. dans les *Motifs déterminants d'embrasser la foi chrétienne,* tome 2, pages 14 à 35, des preuves matérielles de la vérité des récits de Moïse, et particulièrement pour le passage de la mer Rouge, pages 31 à 34. J'ai encore quelques exemplaires de cet ouvrage que j'offre *gratuitement* aux personnes qui désireraient prendre connaissance de ces preuves.

IMPRIMERIE DE H. COTARD, A ISSOUDUN.